NOTE

SUR UNE

ÉPIDÉMIE DE SCARLATINE

PAR

M. le Docteur Émile DUCHÉ, *Secrétaire général*

DE LA SOCIÉTÉ MÉDICALE DE L'YONNE

AUXERRE

IMPRIMERIE, LITHOGRAPHIE ET LIBRAIRIE ALBERT GALLOT

47, rue de Paris, 47

—

1891

NOTE

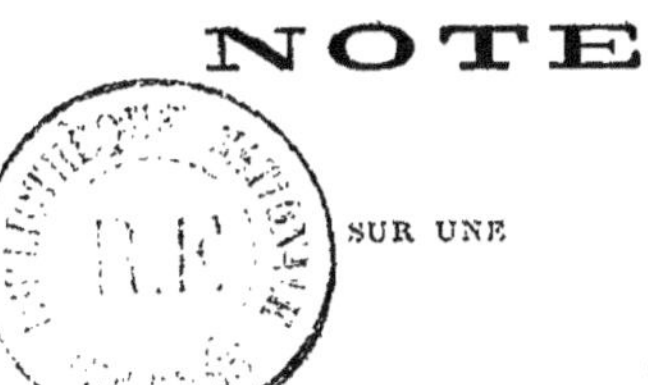

SUR UNE

ÉPIDÉMIE DE SCARLATINE

PAR

M. le Docteur Émile DUCHÉ, *Secrétaire général*

DE LA SOCIÉTÉ MÉDICALE DE L'YONNE

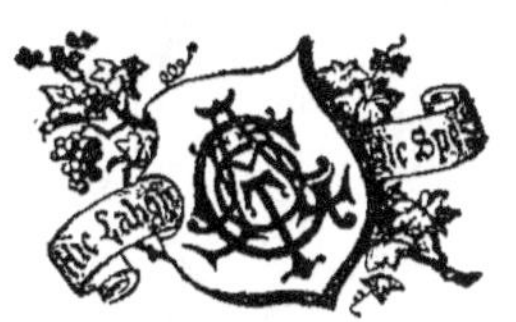

AUXERRE

IMPRIMERIE, LITHOGRAPHIE ET LIBRAIRIE ALBERT GALLOT

47, rue de Paris, 47

—

1891

NOTE

SUR UNE ÉPIDÉMIE DE SCARLATINE

Par M. le Docteur Émile DUCHÉ, Secrétaire général

de la Société médicale de l'Yonne.

Les épidémies scarlatineuses sont assez fréquentes pour ne pas m'obliger à décrire, en détail, les symptômes et l'évolution de cette manifestation cutanée. J'insisterai seulement sur quelques points d'une importance relative qui donneront la mesure des complications accidentelles de cette épidémie en particulier, complications qui constituent par elles-mêmes les dangers de cette éruption généralement bénigne.

C'est dans le cours du mois d'avril 1890 que j'observai le premier cas de Scarlatine sur une petite fille qui fréquentait l'école et pour laquelle je ne fus appelé que trop tardivement. Cette enfant de 9 ans environ avait été prise, quinze jours auparavant, de fièvre et d'une éruption assez légère pour que les parents ne s'en soient pas préoccupés. Huit jours après, la fièvre et la coloration de la peau ayant disparu, on renvoya l'enfant à l'école et bientôt de nouveaux symptômes se déclarèrent et forcèrent les parents d'appeler le médecin. J'eus à constater alors une angine tonsillaire avec développement de plaques diphté-ritiques qui garnissaient toute l'arrière-gorge. Ces exsu-dations s'enlevaient facilement par des collutoires ordinaires, mais se reproduisaient avec une promptitude incroyable.

L'état général était mauvais, le pouls petit et irrégulier, les forces très déprimées ; malgré tous les moyens indiqués en pareille occurrence, cette petite fille succomba dix jours après, avec tous les signes de l'empoisonnement diphtéritique. Comment la Scarlatine s'était-elle communiquée à cette enfant ? J'appris par une enquête, qu'une autre petite fille venue récemment dans la commune et à peine convalescente d'une Scarlatine légère, avait été admise à l'école. Il n'en fallait pas plus pour propager la maladie qui, en effet, de proche en proche, et au bout de deux mois à peine, avait atteint plus de 80 enfants des deux sexes. Les garçons contractèrent le contage au domicile de leurs parents, là où leurs sœurs avaient dû l'apporter.

Je fus obligé de requérir la fermeture des deux écoles pendant quelque temps, mais la majorité des élèves n'en fut pas moins affectée de l'épidémie courante.

Dans son *traité de Pathologie interne*, M. le Professeur Jaccoud, s'exprime ainsi : « La transmission de la Scar-
« latine n'a lieu que par diffusion ou par contages diffu-
« sibles ; tout au moins l'expérimentation n'a-t-elle point
« jusqu'ici démontré la contagion fixe, virulente ou par
« inoculation. Les conditions qui favorisent ou empêchent
« la transmission, la période durant laquelle la maladie
« présente, au maximum, les propriétés contagieuses,
« sont tout à fait ignorées, et, quand on accumulerait
« toutes sortes d'hypothèses sur ces questions obscures,
« on arriverait simplement, selon la juste remarque de
« de Mayr, à ce résultat : *Obscura obscurioribus dilu-*
« *cidare.* »

Nous croyons, quant à nous, que le problème n'est pas

aussi insoluble que le déclare l'éminent praticien. Bien que l'on n'ait pas réussi, dit-on, à reproduire la Scarlatine par l'inoculation, comme on l'a fait pour la variole, la rougeole et d'autres exanthêmes fébriles, il n'est pas interdit de penser que la maladie en question puisse un jour prendre rang parmi les contages inoculables.

En effet, on avait considéré pendant longtemps la rougeole comme intransmissible par l'inoculation et des faits publiés par Home, Speranza et plusieurs autres médecins de grande autorité, ont démontré le contraire.

Ce qui est certain, c'est que la Scarlatine se propage au moyen d'un germe ou d'une semence spécifique, absolument de la même manière que la variole et la rougeole. Il serait surprenant que cette semence si prodigieusement transmissible par son évolution spontanée, fit exception aux conditions d'inoculabilité constatées chez ses congénères. Il faut donc accepter la question sous bénéfice d'inventaire. Nous vivons dans une ère exceptionnelle d'expérimentations microbiennes où tous les virus sont passés en revue; la Scarlatine aura son tour. En résultera-t-il quelque chose de pratique et de satisfaisant pour la science et l'humanité, c'est ce que nous ne saurions affirmer.

D'après nos dernières observations, il nous a paru certain que le contage est arrivé à son maximum de puissance à la période ultime de la maladie, c'est-à-dire à la période de desquammation. Aussi, comme on l'observe dans la variole, les convalescents surtout sont aptes à propager la Scarlatine; d'où résulte la nécessité absolue d'interdire le retour à l'école plus d'un mois après le début de l'exanthême.

Quelques médecins ont nié la contagion de la Scarlatine; nous les félicitons de cette heureuse quiétude, mais tous les faits que nous avons observés depuis plus de cinquante ans sont en contradiction formelle avec cette assertion.

L'incubation nous a paru avoir une durée très variable selon les sujets et les circonstances ; dans la grande majorité des cas de notre dernière épidémie, la moyenne était de six à huit jours. Mon fils, le docteur Charles Duché, m'a cité, comme très rare, le fait d'une jeune dame qui ayant séjourné, quelques instants seulement, dans une maison où se trouvait une fille convalescente de la Scarlatine, avait été prise, vingt-quatre heures après, de la même maladie.

La série des périodes ordinaires à cette fièvre éruptive s'est montrée très dissemblable chez tous les sujets atteints, comme dans les épidémies ordinaires. Quelques-uns ont eu la fièvre initiale d'une manière inquiétante au début et l'éruption cutanée n'a pas été aussi confluente, ni aussi grave que chez beaucoup d'autres chez lesquels l'élément fièvre avait passé presqu'inaperçu. Le danger de cette manifestation morbide existe rarement dans les premiers jours, à moins que des accidents cérébraux ou pulmonaires ne viennent compliquer dès la période initiale l'évolution normale.

Ce qui a manqué rarement, chez nous, même avant la sortie de l'exanthême, c'est l'angine tonsillaire à tous les degrés. Tous les auteurs sont d'accord pour indiquer la phlogose bucco-pharyngienne comme l'un des signes primordiaux les plus ordinaires de la Scarlatine, et même quelques-uns d'entre eux, ne l'ont désignée que sous le nom *d'angine épidémique,* sans tenir compte des phénomènes qui apparaissaient ultérieurement sur la peau. Nous avons cité, au commencement de cette note, un cas d'angine diphtéritique, consécutive à un refroidissement dans la convalescence et qui s'est terminé par la mort.

Nous n'avons pas eu à déplorer d'autres décès par cette même cause, mais nous avons observé un grand nombre d'angines dont la gravité et les accidents locaux qui en étaient la conséquence ne nous laissaient pas sans inquiétude sur l'issue de la maladie.

Ce qui méritait surtout l'attention, c'était l'engorgement des ganglions sous-maxillaires, engorgement qui plusieurs fois s'est terminé par des phlegmasies et des abcès qui compliquaient la convalescence.

La période de desquammation s'accomplissait chez nos malades à des époques plus ou moins rapprochées, selon l'intensité de l'éruption. C'est le moment de surveiller plus que jamais les malades, car le moindre refroidissement peut amener des accidents beaucoup plus graves que la maladie primitive. Cette desquammation a lieu chez des sujets qui ont à peine présenté des traces d'éruption, ce qui prouve que l'hygiène raisonnée des convalescents, dans tous les cas, est de première nécessité. Les accidents consécutifs les plus fréquents dans notre épidémie ont été l'apparition plus ou moins rapide des infiltrations séreuses dans les cavités de la poitrine, du péricarde et de l'abdomen et parfois même dans les enveloppes cérébrales. De là, des symptômes plus ou moins inquiétants, selon les organes compromis et l'intensité des épanchements.

L'anasarque, presque toujours la conséquence de l'albuminurie et de la pénétration de l'éruption spécifique dans les organes rénaux, s'est montrée dans un grand nombre de cas avec une gravité relative. Nous avons observé trois sujets chez lesquels la vie a été en question pendant plusieurs semaines et qui n'ont guéri qu'à l'aide de moyens énergiques, tels que purgatifs, diurétiques, révulsifs cutanés, à plusieurs reprises.

Nous avons été frappés, dans un grand nombre de cas, de la longueur de la convalescence et de la dépression considérable des forces qui était survenue, après l'évolution d'une maladie qui semblait légère pendant sa durée. Nous avons attribué cette disposition hyposthénique à la constitution médicale qui avait régné pendant l'hiver précédent et qui, sous le nom *d'influenza,* avait déterminé, chez un grand nombre, des phénomènes d'adynamie dont les causes infectieuses n'avaient pas encore totalement disparu.

Enfin les épidémies, de quelque nature qu'elles soient, par leur action si variable sur les individualités qu'elles touchent, nous amènent fatalement à nous demander pourquoi le même miasme, le même microbe, le même germe virulent absorbé par cent individus produit des manifestations si légères chez les uns et si désastreuses chez les autres.

Il est évident que la question du terrain est ici la première à discuter ; elle domine toutes les autres. Ce que nous entendons par *terrain,* c'est simplement la nature des constitutions individuelles. Ce chapitre d'hygiène publique et privée a été admirablement traité par le docteur Lugol, dans un livre qui avait autrefois de nombreux lecteurs ; nous voulons parler des *Recherches et observations sur les causes des maladies scrofuleuses.*

« Il arrive souvent, dit Lugol, que la scrofule paraît pour la première fois à l'occasion de la rougeole, de la variole, de la coqueluche, ou que, existant déjà, elle acquiert beaucoup plus d'intensité à la suite de ces maladies. Les auteurs ont pensé que, dans ces circonstances, il y avait génération accidentelle de la scrofule. La rougeole laisse-t-elle à sa suite, une ophtalmie chronique, une affection catarrhale des bronches, la variole des tubercules ulcérés, des abcès dans différentes régions du corps ; ces accidents sont nés de ces maladies ; la variole et la rougeole ont rendu les enfants scrofuleux.

« C'est ainsi qu'on rapporte souvent l'origine des maladies scrofuleuses à quelque maladie antérieure, tandis que leur apparition à la suite de cette maladie n'a d'autre cause qu'une prédisposition héréditaire qu'on a méconnue.

« Chez les enfants atteints de cette prédisposition, la marche des fièvres éruptives est rarement simple ; elle s'accompagne au contraire, d'épiphénomènes plus ou moins nombreux qui la perpétuent à l'état de complication jusqu'à ce qu'enfin elle s'efface par l'apparition de quelque maladie scrofuleuse.

« Si nous envisagions les maladies de l'enfance sous ce nouveau point de vue, nous verrions que ces maladies sont généralement bénignes chez les enfants bien constitués, et que les complications et trop souvent les suites mortelles qu'elles présentent sont des effets de la santé originaire des enfants. »

Les fièvres éruptives en sont un exemple indiscutable. La rougeole et la scarlatine n'ont rien, par elles-mêmes, de grave ; leurs complications résultent du tempérament du sujet, ainsi que nous l'avons observé dans toutes les épidémies qui ont sévi dans notre circonscription. Nous connaissons foncièrement toutes les familles auxquelles nous donnons des soins depuis un demi-siècle et nous pourrions prédire à l'avance, pour la plupart d'entre elles, comment se comportera une fièvre exanthémateuse épidémique sur chaque individu de ces familles, d'après les antécédents héréditaires et autres que nous avons constaté chez elles.

Dans la dernière épidémie de Scarlatine qui fait le sujet de cette étude sommaire, les plus maltraités par la ma-

ladie appartenaient à des parents scrofuleux ou tuber-
culeux. Ceux au contraire chez lesquels l'éruption et ses
conséquences ont été légères étaient doués, de pères en
fils, d'un tempérament normal.

Avant de terminer cette note, qu'il nous soit permis de
rappeler, à propos des *inoculations* des virus morbides,
l'opinion de l'éminent praticien que nous venons de citer,
le docteur Lugol, disciple d'Alibert et médecin, en son
temps, de l'hôpital Saint-Louis.

« Les inoculations des virus morbides, si l'on en excepte
toutefois celle du vaccin, n'ont eu, jusqu'à ce jour, aucun
bon résultat ; elles ont au contraire amené, dans plusieurs
circonstances, des conséquences déplorables.

« Les maladies virulentes, lorsqu'elles sont contractées
par les voies ordinaires, sont bénignes, si on les compare
à celles qui proviennent de l'inoculation ; celles-ci affectent
une marche des plus violentes, des plus redoutables.
Les exemples ne manquent pas à l'appui de ce que nous
avançons. »

En ce qui concerne la scrofule, il ajoute ailleurs :
« Nous n'ignorons pas que plusieurs médecins ont inoculé
« du pus provenant d'abcès scrofuleux à des chiens et
« que les mêmes expériences ont été faites sur l'homme,
« afin de s'assurer si la maladie serait inoculée à un sujet
« sain. On sait que toutes ces expériences ont été néga-
« tives et qu'elles ont prouvé que le pus scrofuleux n'est
« point transmissible. Je n'ai pas cru devoir répéter ces
« expériences : chacun travaille à sa manière aux progrès
« de la science. Pour moi, je l'avouerai, il me répugne
« d'employer chez les personnes qui me sont confiées ou
« qui se confient à mes soins, des moyens capables de
« compromettre leur santé. Je ne me reconnais pas, et
« je ne reconnais à aucun médecin le droit d'inoculer une

« affection aussi grave que la scrofule à une personne
« bien portante. »

Cette page étant publiée en 1844, on ne parlait pas
encore d'inoculer la tuberculose, la rage et tous les virus
les plus redoutables. Il n'est pas sans intérêt, aujourd'hui,
de rappeler les doctrines des autorités scientifiques du
passé aux expérimentateurs du présent et de l'avenir.

Nous ne dirons rien des modes de traitement appliqués
à la Scarlatine ; Trousseau, dans les cas les plus simples,
préconisait l'expectation. Quant aux moyens employés
contre les complications, ils sont trop connus de tous les
praticiens pour qu'il soit besoin de les rappeler ici

3-91. — Auxerre, imprimerie Albert GALLOT, rue de Paris, 47.